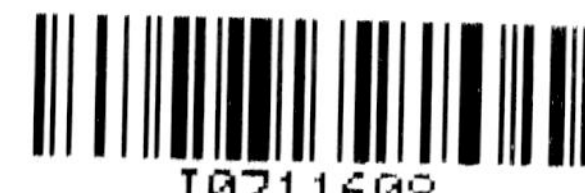
I0711608

www.ingramcontent.com/pod-product-compliance
Lightning Source LLC
Chambersburg PA
CBHW070736250726
48662CB00004B/1561

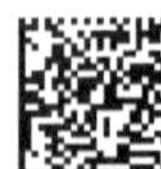

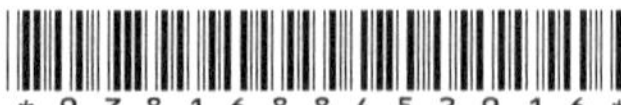